PUBLICATION DE « L'ENCÉPHALE »

DE

L'HYSTÉRIE PULMONAIRE

CHEZ L'HOMME

Par le Dr Emile LAURENT

Interne à l'Infirmerie centrale des Prisons de Paris

PARIS
AUX BUREAUX DE « L'ENCÉPHALE »
130, Boulevard du Mont-Parnasse, 130

1889

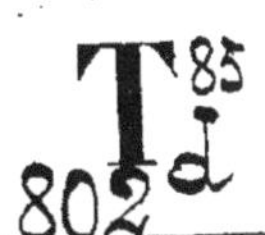

DE

L'HYSTÉRIE PULMONAIRE

CHEZ L'HOMME

Td 85 802

PUBLICATION DE « L'ENCÉPHALE »

DE

L'HYSTÉRIE PULMONAIRE

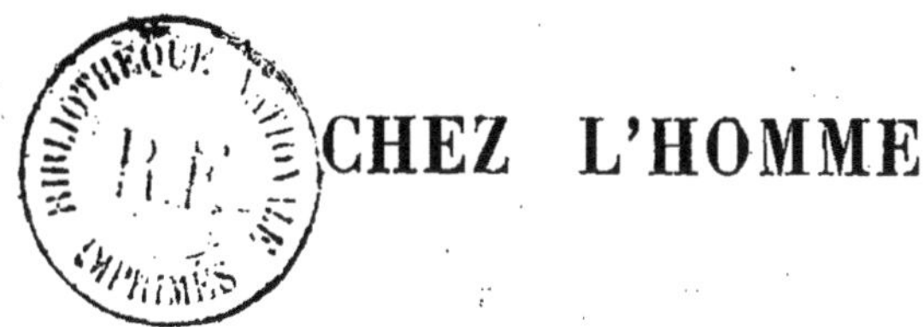

CHEZ L'HOMME

Par le Dr Emile LAURENT

Interne à l'Infirmerie centrale des Prisons de Paris

PARIS

AUX BUREAUX DE « L'ENCÉPHALE »

130, BOULEVARD DU MONT-PARNASSE, 130

1889

Extrait de l'*Encéphale*, journal des maladies mentales et nerveuses.

DE L'HYSTÉRIE PULMONAIRE

CHEZ L'HOMME

Par le Dr **Emile LAURENT**

Interne à l'Infirmerie centrale des Prisons de Paris

I

Il existe une forme d'hystérie viscérale encore peu connue chez l'homme, dont on n'a rapporté qu'un petit nombre d'exemples et qui peut facilement amener de graves erreurs de diagnostic : nous voulons parler de l'hystérie pulmonaire.

Nous avons eu la bonne fortune de pouvoir en observer trois cas à l'Infirmerie centrale des prisons de Paris, dans le service de M. le Dr Variot, dont les conseils et l'expérience nous ont été d'un si précieux secours dans la rédaction de ce travail.

Observation I. — (Revue par M. Variot.)

L..., 43 ans, cultivateur, né dans Eure-et-Loir, entre à l'Infirmerie centrale des prisons de Paris le 29 mai 1888.

Son grand-père paternel est mort à 80 ans; sa grand'-mère paternelle était sujette à des attaques probablement hystériques, elle serait morte folle. L... ne peut donner aucun renseignement précis sur la forme de cette folie.

Le grand-père maternel de L... parait avoir été un alcoolique ; il est mort hydropique.

Parmi les ascendants collatéraux nous trouvons : un oncle paternel épileptique, mort sans enfants.

D'après les renseignements très suspects que nous fournit L..., son père serait un homme d'un caractère très violent, avare et même sujet à des attaques d'épilepsie. Toujours est-il que c'est un paysan très considéré dans son village, où il a été investi des fonctions de maire. Il est actuellement âgé de 76 ans et à la tête d'une grande fortune.

La mère de L... serait une femme nerveuse, irascible. Elle aurait eu autrefois des crises hystériques. L... a un frère et deux sœurs. Son frère, âgé de 48 ans, est un homme d'un caractère violent et brutal ; il passe pour redoutable aux yeux de ceux qui l'entourent.

La première sœur, âgée de 30 ans, serait aussi sujette à des attaques d'hystérie. Elle est mariée, a eu quatre enfants : deux filles mortes en bas âge et deux garçons âgés l'un de 12 ans et l'autre de 5 ans, tous deux chétifs et maladifs.

Sa seconde sœur serait une femme plus calme et mieux équilibrée. Elle est mariée et a deux enfants bien portants (1).

L... a été élevé dans son village avec ses sœurs et son frère, vivant au milieu des paysans. Son éducation et son instruction ont été peu soignées. D'ailleurs il reconnaît lui-même qu'il avait toutes les peines du monde à apprendre, son intelligence s'ouvrant péniblement aux plus simples notions.

Néanmoins il sait lire et écrire, mais il ignore complètement l'orthographe et la grammaire. Jusqu'à l'âge de 11 ans, il a eu de l'incontinence d'urine ; il lui arrivait même quelquefois de s'oublier dans la journée, en particulier à l'école. « Je me rappelle avoir été souvent puni

(1) Nous n'avons pu malheureusement contrôler tout ce que L... nous raconte sur sa famille; et nous faisons les réserves les plus expresses sur tous ses témoignages.

pour cela » dit-il. (Son frère aurait également pissé au lit jusqu'à l'âge de 13 ans.)

Vers l'âge de 17 ans, il fut pris d'étourdissements : ses premières attaques dateraient de cette époque ; L... fut soigné pour ces accidents dans une maison de santé, à l'asile de Bonneval.

Signalons chez L... deux attaques de rhumatisme, l'une en 1873, l'autre en 1880. — Pas d'excès de boisson.

Voici à titre de renseignements ses diamètres crâniens et faciaux :

D. antéro-postérieur : 197 mm.
D. transverse : 149 mm.
D. bimalaire : 130 mm.

L... fut marié de bonne heure par son père à une femme fortunée qu'il n'aimait pas. Ce mariage contrariait chez lui d'autres inclinations. — « Ce fut là la cause première de tous mes malheurs », dit-il.

De ce mariage L... eut quatre enfants : un garçon mort en bas âge, d'une maladie indéterminée ; une fille actuellement en pension ; ce serait une enfant nerveuse et irritable, au dire de ses maîtresses ; une autre fille bien portante ; enfin une troisième fille, très sujette aux maux de tête et présentant du strabisme. L'inconduite de sa femme aurait déterminé L... à se séparer d'elle.

Malgré ses excentricités et son humeur versatile, L... jouissait d'une certaine considération dans son village ; ses concitoyens l'appelèrent au Conseil municipal et il fut même pendant quelque temps l'adjoint de la commune. Il nous raconte des faits datant de cette époque et qui nous prouvent qu'on n'est pas fort difficile dans son pays, sur le choix des magistrats municipaux.

Il subit plusieurs condamnations en police correctionnelle pour délits de chasse. Il négligea ses affaires qui allèrent de mal en pis. Son père, qui lui avait confié la gérance d'une ferme, voyant qu'il la laissait péricliter, la lui retira pour la donner à son frère. Cela fut encore une cause de brouilles et de querelles interminables. L... passait alors presque tout son temps à chasser, n'ayant pas d'occupation sérieuse. Un jour, en rentrant au village, il rencontre un ami qui l'enmène chez lui prendre un verre de vin. Il néglige de décharger son fusil. Tout en buvant et en causant son arme lui échappe des mains et tombe à terre ; le coup part et tue l'enfant de la maison qui jouait avec lui. Une autre fois, il envoya du plomb dans la joue d'un de ses domestiques. L... fut condamné à 4 mois de prison et à 500 francs d'amende pour homicide par imprudence. Sa condamnation purgée, il revint dans son village, essayant de tous les métiers et échouant partout : Il se fit marchand de moutons, marchand de faïence, etc. En même temps il fit des démarches et obtint le divorce contre sa femme.

Venu un jour à Paris, sous un prétexte quelconque, il fit connaissance d'individus avec qui il passa plusieurs journées à boire et à courir les endroits mal famés. — Il se fit arrêter avec ces vauriens pour complicité de vol; ils avaient dévalisé un poulailler aux environs de Paris. Nouvelle condamnation et nouveau séjour en prison.

Tous ces malheurs ne donnèrent aucune maturité à son esprit. La séquestration paraît avoir plutôt déséquilibré son cerveau, car une fois libre, il mena une vie déréglée, eut successivement deux maîtresses qui le trompèrent, assure-t-il. Sa seconde maîtresse, avec laquelle il eut l'intention de se marier, serait la cause de sa nouvelle arrestation.

Il alla un jour avec cette femme à une foire aux environs de son village. Elle vola un cheval avec une voiture et les lui confia en le priant de ramener bête et attelage chez elle, lui disant qu'elle les avait achetés. Telle est du moins la version de L..., qui fut arrêté pour complicité de vol.

Il prétend que sa maîtresse est cause de tout, qu'elle lui en voulait et qu'elle lui a fait commettre cet acte pour se venger de son abandon. « Cette femme est de force à se débarrasser d'un homme par ses coquineries, dit-il, elle est vindicative. » Il n'en est pas moins vrai que L..., malgré ses soupçons, a gardé cheval et voiture chez lui pendant plusieurs jours et qu'il a même fait repeindre en bleu la voiture d'abord peinte en jaune, sans doute pour qu'on ne pût pas la reconnaître.

Tous ces détails sur la vie de L... sembleront peut-être un peu longs et fastidieux; mais ce sont là des échantillons de son état mental avant l'explosion des graves accidents hystéro-épileptiques que nous allons décrire.

L... présenta vers l'âge de 17 ans des troubles mentaux accompagnés d'attaques épileptiformes qui nécessitèrent son placement pendant un certain temps dans nne maison de santé. Ses attaques revenaient tous les trois ou quatre jours. Sous l'influence du traitement ou spontanément, les accès diminuèrent de fréquence: le malade ne tombait plus qu'une ou deux fois par an.

Cet état se maintint jusqu'au mois de décembre 1882. A cette époque L... se trouvait à la prison centrale de Poissy. Dans une bagarre, il reçut un coup de couteau dans le dos. La plaie très profonde fut suivie d'une hémorrhagie abondante. Nous avons constaté, en effet, au niveau de l'angle inférieur de l'omoplate du côté gauche, une cicatrice blanche linéaire, longue d'environ 2 centimètres. Cinq jours après ce traumatisme, L..., qui n'avait jamais craché de sang jusque-là, eut une hémoptysie assez abondante. Les jours suivants les mêmes phénomènes se reproduisirent. Mais au bout de quinze jours tout semblait rentré dans l'ordre, la plaie était presque cicatrisée, les hémoptysies avaient cessé et on considérait le malade comme guéri, quand soudain les attaques épileptiformes se reproduisirent, s'accompagnant chaque fois d'une hémoptysie plus ou moins abondante. Puis ces attaques s'espacèrent à intervalles variables jusqu'au moment où L... fût soumis à notre observation à l'infirmerie centrale de la Santé, le 20 mai 1888.

C'est un homme dont la taille est de $1^{m}68$, assez bien musclé, ne présentant aucune malformation apparente. La physionomie est plutôt douce; les yeux sont bleus, le teint coloré, les cheveux grisonnants.

Le malade a eu une attaque le matin, il se plaint d'une grande fatigue : « J'ai les membres brisés », dit-il ; son pouls et sa température sont normaux. L... prétend avoir maigri de 20 livres en six semaines.

Les viscères abdominaux paraissent sains.

Rien au cœur.

La chemise et le lit du malade sont souillés de sang ; nous apprenons qu'il a craché ce sang pendant son attaque. Nous explorons avec soin les poumons. Ni la percussion, ni l'auscultation ne permettent d'entendre un seul bruit anormal. — Le thorax est bien conformé et résonne bien aux sommets et aux bases.

L'auscultation est absolument négative, même dans la région de la cicatrice due au coup de couteau. Du reste, nous dirons une fois pour toutes, que soit dans l'intervalle des attaques, soit immédiatement après l'attaque s'accompagnant d'hémoptysie, nous n'avons jamais perçu dans la poitrine aucun signe physique digne d'être noté.

Les urines ne contiennent ni albumine, ni sucre. Elles sont claires et limpides. Leur quantité oscille entre 3 et 4 litres.

Si l'on comprime le testicule droit pendant un certain temps, le malade accuse des éblouissements, des envies de vomir. La pression dans la fosse iliaque droite produit les mêmes sensations. Du côté gauche ces phénomènes n'existent pas.

L... se plaint beaucoup de vertiges, d'éblouissements. La force motrice est affaiblie dans tous les membres ; la marche est devenue presque impossible.

Le moindre mouvement entraîne une grande fatigue. Les membres supérieurs sont également affaiblis. — Nous avons un spécimen de son écriture sous les yeux. — On croirait que ces caractères ont été tracés par la main tremblante et incertaine d'un vieillard.

La sensibilité sous tous ses modes est absolument abolie du côté droit. L'anesthésie est complète même au pharynx. Les piqûres, pincements, etc., ne sont pas perçus.

Le phénomène de la dermographie se produit chez notre malade avec une grande intensité et des deux côtés ; il est plus marqué pendant et immédiatement après les attaques. — Le sens musculaire est également considérablement diminué.

La vue du malade aurait baissé des deux côtés ; mais nous notons spécialemunt une diminution très notable du champ visuel à droite. La rétine de ce côté n'est plus impressionnée qu'en blanc et en noir. L'œil gauche étant fermé, on présente au malade des morceaux de papiers de différentes couleurs : aux couleurs rouge et blanc sa rétine répond noir ; aux couleurs jaune, vert, bleu, violet, elle répond blanc.

L'acuité auditive est considérablement diminuée du côté droit.

L'odorat n'existe plus du côté droit ; on ferme la narine gauche : on fait alors passer sous le nez du malade du chloroforme, de l'acide acétique, de l'ammoniaque sans qu'il accuse la moindre sensation. La narine gauche perçoit toutes les odeurs.

On place un peu de sulfate de quinine sur le côté droit de la langue, le malade déclare ne rien sentir. Si on recommence l'expérience en plaçant le sulfate de quinine du côté gauche, il accuse une sensation d'amertume.

La sensibilité semble à peu près normale à gauche. L'esthésiomètre à deux pointes, promené sur les différentes régions de la peau du côté gauche, donne les résultats suivants : cuisse 5 millim., poitrine 5 millim., joue 3 millim., pulpe des doigts 1 millim. et demi.

Au moment de l'entrée du malade à l'infirmerie centrale, les attaques se produisaient assez régulièrement tous les deux jours. Depuis le commencement du mois d'août, ces attaques sont quotidiennes.

Généralement L... sent venir ses attaques ; plusieurs heures avant le début il éprouve un malaise général, une lourdeur de tête, une angoisse thoracique vague. Constamment il est pris de boulimie : il ingère jusqu'à 2 kilog. de pain. Puis il devient inquiet, ressent des fourmillements dans tout le côté droit ; il lui semble, dit-il, que des étincelles électriques lui montent le long de la jambe; il a des battements dans tout le côté droit de la tête. Ces derniers phénomènes se produisent environ une demi-heure avant l'attaque.

Comme autres *aura* il accuse une sensation de piqûre au sein droit et une douleur vive dans l'aine droite. C'est de cette région que part une boule qui remonte en tournoyant jusqu'à la gorge. Un nuage rouge passe devant ses yeux, son oreille droite est pleine de bourdonnements et de tintements de cloches; il n'entend plus ce qu'on lui dit et tous les sons lui paraissent confondus. Au début de l'attaque, il se couche sur le côté gauche, la face tournée contre le mur: un éblouissement se produit et il perd connaissance sans pousser un cri. Après quelques mouvements alternatifs de flexions et d'extension des bras frappant à tort et à travers les objets qui l'environnent, il est pris d'un hoquet et rend sans effort quelques gorgées de sang. Cet état dure deux minutes et les grandes convulsions se produisent. Il tend à se mettre en arc de cercle, la tête restant sur le traversin, les pieds ne portant sur le lit que par les talons, le bassin et le torse projetés en avant. Brusquement le malade fléchit le tronc sur les cuisses, puis l'étend, renverse violemment la tête en arrière, jette les jambes de côté; et dans tous ces mouvements désordonnés il se blesserait certainement et tomberait de son lit s'il n'était retenu. Sa force musculaire durant toute cette agitation est considérable, bien que ses muscles n'aient qu'un développement tout à fait moyen. C'est à peine si quatre vigoureux infirmiers le tenant chacun par un membre peuvent limiter ses mouvements et le maintenir sur son lit.

Pendant ce temps sa physionomie est tourmentée et grimaçante, les yeux sont injectés et hagards, toute la peau du visage est congestionnée. Il n'y a pas d'écume à la bouche, mais le malade crache violemment de temps à autre.

Sa respiration est irrégulière, évidemment troublée par la contraction désordonnée des muscles du thorax;

l'expiration est souvent accompagnée d'une sorte de grognement.

Au moment de la plus grande agitation, le malade rend comme par régurgitation, en deux ou trois fois, environ un demi-verre de sang rouge légèrement spumeux. Il souille sa chemise et sa poitrine.

Ordinairement ce sang est projeté contre le mur auquel son lit est adossé ; toute la cloison en est éclaboussée jusqu'à une hauteur de deux mètres. Quelquefois même le plafond de l'infirmerie, qui a 4 mètres de hauteur, a été atteint; tout le temps de cette attaque le malade est absolument sans connaissance. Au bout de cinq ou six minutes les mouvements couvulsifs s'arrêtent. Invariablement à ce moment le malade crie : Papa! Alors l'agitation se calme un peu; il reste couché sur le dos, les yeux fixés sur quelque objet imaginaire. Soudain il saisit sa chemise entre ses dents et la déchire du haut en bas. Il en garde un lambeau entre les dents et le tire en le mordillant.

Il paraît en proie à une hallucination qui l'irrite. Il appelle à plusieurs reprises: « Papa ! papa ! » Il appelle son père à son aide, invective le personnage qui excite sa colère; il le provoque: « Viens donc, fainéant. » « Donnez-moi mon fusil. » Il le défie : « Pique, pique avec ton couteau », et à ce moment il se pince fortement la peau recouvrant la fosse iliaque et il indique l'endroit où il faut le piquer.

Les ongles, lorsqu'il se pince, restent imprimés dans la peau. Il porte les poignets à la bouche et si on ne le retenait avec force il se mordrait.

Après avoir mis sa chemise en pièces, il en fait autant de son drap de lit. Il le serre violemment entre ses dents, tire avec les mains de toutes ses forces et finit par le déchirer.

Puis il revient à un calme relatif. Son hallucination persiste; il appelle encore : « Papa ! » s'émeut et pleure quelques intants. Il défie de nouveau le personnage qui est l'objet de son aversion, lui montre son flanc droit : « Pique! Pique! » dit-il.

Tout à coup il se tourne vers un des infirmiers et demande impérieusement un bouton. (A la fin de la crise, il a toujours cette fantaisie et il faut absolument lui céder.) L'infirmier lui dit d'attendre un instant pour aller le chercher, mais le malade le tire par son gilet, se précipite avec la bouche sur un bouton en os, le prend entre les dents, l'arrache et le broie en le faisant croquer. Il rejette en crachottant les petits fragments du bouton. Très souvent pour ne pas dire toujours, il demande à boire après l'attaque, avale un verre de tisane en entre-choquant ses dents avec bruit contre le verre.

Quelques instants après on l'appelle, le son de la voix le fait revenir à lui : mais ses yeux sont encore hagards ; il est halluciné, car il montre la peau de son ventre en nous disant de le piquer. Il faut encore une demi-heure pour qu'il ait repris entièrement connaissance. Il ne s'est pas mordu la langue et n'urine pas pendant la crise.

Avec de légères variantes, toutes les attaques présentées par L... sont semblables à celle que nous venons de décrire. Cependant il est arrivé que L... après une grande attaque est resté plongé dans un état presque comateux qui a duré plusieurs heures. Il se plaignait lorsqu'on l'éveillait de douleurs vives dans l'aine droite et surtout dans la région des lombes, poussait des cris quand on essayait de l'asseoir sur son lit, refusait de boire et de manger.

Il a eu aussi quelques attaques frustes, sans grands mouvements et qui auraient passé inaperçues s'il n'avait pas eu d'hémoptysie. Mais son lit et son linge souillés de sang ont été des indices révélateurs.

Dans ces derniers temps L... a eu quelques mouvements de violence qui rappellent bien les impulsions des grandes hystéro-épileptiques de la Salpêtrière. Un jour il a lancé un pot de tisane à la tête d'un infirmier ; il menace à tout instant les gardiens et ses codétenus et il est la cause de querelles perpétuelles.

L... est hypnotisable. Je l'ai souvent endormi par le

regard ou bien en lui faisant fixer la cuvette brillante d'une montre en or. On peut alors le mettre en catalepsie partielle ou totale, et provoquer chez lui tout l'arsenal des hallucinations qu'on produit en pareil cas. « Comment vous appelez-vous, lui dis-je ? — Je m'appelle L... — Non, vous vous appelez X... — Oui, c'est vrai, » conclut-il après quelques hésitations. On lui persuade qu'il bégaye, qu'il est ivre, qu'il est paralysé, etc. Mais, l'hallucination qui le tourmente à la fin de chacune de ses attaques revient identique pendant l'état de somnambulisme. Il revoit l'homme armé d'un couteau et il l'invective comme dans sa crise. L'hallucination disparaît dès que le malade revient à l'état de veille. Je l'ai à plusieurs reprises suggestionné et j'ai pu ainsi espacer ses attaques qui redevenaient quotidiennes quand je cessais de l'influence. Dernièrement j'ai obtenu un intervalle de quinze jours entre deux attaques.

Cette observation est, croyons nous, unique dans la littérature médicale. En effet, dans presque toutes les observations d'hystérie pulmonaire chez l'homme, publiées jusqu'ici, il s'agissait d'hystérie fruste sans grandes attaques; le plus souvent on prenait le malade pour un tuberculeux, jusqu'au jour où un stigmate hystérique, une ébauche d'attaque venait donner l'éveil et expliquer la durée inusitée et souvent la bénignité de la maladie. Ici le doute n'était pas permis. La violence avec laquelle le sang était projeté, et cela seulement pendant les grandes attaques, est aussi un fait rare et intéressant à noter.

Observation II.

B... 25 ans, cultivateur, né dans le Loiret.

Sa mère serait très nerveuse et probablement hystérique. Les deux sœurs de cette dernière seraient également très nerveuses.

Son père est sujet aux étourdissements; il a fréquemment des crises nerveuses pendant lesquelles il perd connaissance ; pendant l'attaque il lui vient une écume sanglante à la bouche. D'après les renseignements assez précis fournis par le malade, il est vraisemblable qu'il s'agit d'attaques d'épilepsie.

La famille se compose de huit enfants : 1° Un garçon de 32 ans marié et père de deux enfants bien portants ; 2° une fille de 32 ans, mariée ; elle a eu six enfants : trois sont morts en bas âge de convulsions; les trois survivants sont maigres, malingres, maladifs; l'un d'eux même est hanté toutes les nuits par des cauchemars : il crie et se lève sans en avoir conscience; 3° un garçon de 28 ans, marié ; il a eu deux enfants dont l'un est vivant et l'autre mort à un an de convulsions ; 4° le malade; 5° une fille de 22 ans; chez elle la menstruation s'établit très tard et avec beaucoup de difficultés ; elle est très nerveuse, entre facilement en colère, pleure abondamment pour des riens, boude sans raison pendant des heures; à la moindre émotion elle pâlit et est prise de tremblement. De plus elle présente un phénomène singulier : il lui est impossible d'entrer dans une église sans tomber en syncope. Lorsqu'elle met le pied sur la première dalle, elle tombe fatalement. Bien qu'elle soit religieuse, ella a dû renoncer à ses pratiques, ne pouvant assister aux offices divins ; 6° un garçon de 17 ans bien portant ; 7° un garçon de 16 ans bien portant; 8° une fille de 13 ans n'ayant présenté rien d'anormal. Le malade ne sait pas si elle est réglée.

B... est un garçon vigoureux, aux membres bien musclés, de 1m68 de taille, aux yeux gris très mobiles, à la figure couverte de taches de rousseur, au front plat, aux oreilles larges, écartées, mal ourlées.

B.... a été élevé à la campagne chez ses parents, travaillant à la terre avec son père et ses frères. Il sait un peu lire et signer son nom, ayant peu fréquenté l'école.

Il avoue avoir fait des excès de boisson, buvant surtout de l'eau-de-vie blanche. Il s'est un peu masturbé étant enfant, et vit une femme pour la première fois à l'âge de 15 ans 1/2; mais il n'a pas fait d'excès dans ce sens.

A 18 ans il se fit condamner une première fois à 5 ans de réclusion pour un vol de 45 francs. Il passa dix mois en Corse où il aurait eu les fièvres intermittentes. Il fut condamné une seconde fois pour vol d'un pantalon; il a subi encore quatre autres condamnations pour vagabondage. Lors de son dernier jugement, il insulta le tribunal et appela le président « vieille vache. »

B... entra une première fois à l'infirmerie centrale le 27 mars 1888.

On ne trouve rien à relever parmi ses antécédents sauf les accès de fièvre intermittente que nous avons signalés : il n'a jamais eu la syphilis, n'a jamais toussé, n'a jamais craché de sang.

Le malade était à Sainte-Pélagie depuis le 1er février; vers le 15 mars il fut pris d'étourdissements, de fièvre avec perte de l'appétit et de céphalalgie. Lorsque nous l'avons vu à l'infirmerie centrale, il se plaignait d'une douleur vive dans la fosse iliaque droite; son ventre était un peu ballonné, sa langue blanche et sèche; il était constamment baigné par des sueurs très abondantes; il avait un peu de diarrhée et toussait beaucoup. A l'auscultation on constatait des râles ronflants et crépitants aux deux bases des poumons en arrière.

La température était à 39°8.

On pensa d'abord qu'il s'agissait d'une fièvre typhoïde; mais le quatrième jour la température descendait à 37°8 puis à 37°, et la plupart des symptômes avaient disparu.

Le 1er mai B... quittait l'infirmerie et était placé en cellule à la Santé.

Le 3 juin, il fut pris dans sa cellule de courbature et de maux de tête; il ne toussait pas, ni ne crachait. Le lendemain seulement et sans cause appréciable, il ressentit dans la région des fausses côtes gauches une douleur vive, puis il eut des étouffements et bientôt il rendit en plusieurs fois, sans effort, comme par des vomiques, environ un litre de sang.

Le 5 juin les mêmes p[illegible]es se renouvelèrent et

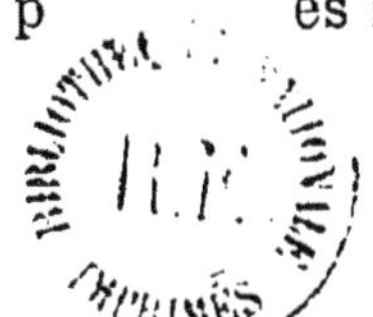

B... perdit encore une assez grande quantité de sang. J'allai le visiter dans sa cellule, il était assez inquiet, très effrayé, redoutant de nouvelles hémoptysies qu'il semblait pressentir.

Le 6 juin, il fut ramené à l'infirmerie centrale. Dans la journée il rendit de nouveau du sang à plusieurs reprises. Sa respiration était courte, hatelante, son teint était coloré, il semblait en proie à une vive agitation. Vers midi il fut pris de délire, voulant se lever, demandant à chaque instant l'interne pour le saigner. « J'ai besoin d'être saigné, dit-il à tout instant, c'est le sang qui m'étouffe. » Le soir à la contre-visite, l'agitation a augmenté, il parle d'une façon saccadée; les paroles sont en quelque sorte entrechoquées et coupées par sa respiration haletante et précipitée. Il demande de nouveau à ce qu'on le saigne, Il me prend le flacon d'ergotine des mains : « C'est bon ça, me dit-il; il faut m'en donner. »

Puis il veut se lever. « Il faut que je m'en aille, j'ai de l'ouvrage pressé. » « Vous allez me saigner, me dit-il encore, le sang m'étouffe, il faut me débarrasser avant que je parte; je suis pressé. »

Il n'y a pas d'élévation de la température, et le thermomètre placé dans le rectum marque 37°2.

Le pouls est vif, fréquent.

7 juin. Le matin à la visite, B... se plaint toujours d'avoir mal à la tête; il a des éblouissements, des vertiges; lorsqu'on le fait asseoir dans son lit pour l'ausculter, il voit tout tourner. On l'interroge sur les sensations qu'il éprouve avant et pendant les hémoptysies. Lorsqu'il est sur le point de rendre le sang, dit-il, il sent une boule lui partir de l'aine droite et lui remonter en tournoyant jusqu'à la gorge où elle l'étouffe. La jambe droite devient douloureuse, elle est envahie par des picotements qu'il compare à des étincelles électriques. Puis les yeux se brouillent; il voit rouge, et tout lui semble emporté autour de lui dans un mouvement giratoire rapide. Bien qu'ébloui il ne perd pas connaissance à proprement parler. La quantité de sang expectorée est très variable: quelquefois le sang est rendu

abondamment par gorgées, par vomiques, et alors la quantité peut être considérable ; d'autres fois ce ne sont que de simples crachats. Malgré ces hémorrhagies abondantes et répétées, B... a un teint assez coloré, presque fleuri.

La langue est nette, l'appétit est conservé et même exagéré dans les heures qui précèdent les hémoptysies. Le malade dévore alors des quantités de pain énormes.

La température est toujours normale ; et le pouls est un peu précipité. L'examen des viscères abdominaux est négatif. Le volume du cœur est normal ; il n'existe pas de souffle.

Les poumons furent examinés un grand nombre de fois. Les signes fournis par la percussion et l'auscultation ont toujours été fugaces et très variables. Quelquefois le murmure vésiculaire nous paraissait diminué ou augmenté, nous notions ces phénomènes avec soin ; mais nous ne pouvions les retrouver les jours suivants. Les urines ne contenaient ni albumine, ni sucre.

On constate une anesthésie presque complète du côté droit. On ferme les yeux du malade, on lui pique la cuisse droite avec une épingle, on pose sur sa peau un corps froid, une allumette en feu, on lui arrache les poils de la jambe, il ne réagit pas. Néanmoins, comme nous élevions des doutes sur sa sincérité, je fis dans l'après-midi l'expérience suivante. M'étant aperçu que B... dormait, je le découvris avec précaution pour ne point le réveiller, et je lui appliquai trois pointes de feu sur la cuisse droite : pas un muscle ne bougea ; le visage resta complètement immobile ; B... n'avait pas senti et ne s'était même pas réveillé. La même expérience fut répétée dans les circonstances suivantes : Un jour que je mettais des pointes de feu à un autre malade, j'avais par hasard B... à côté de moi ; il avait les mains derrière le dos. Au moment où il s'y attendait le moins, et où il ne pouvait me voir, je lui appliquai une pointe de feu sur l'éminence thénar de la main droite ; B... ne s'aperçut de rien et ne se retourna pas. Il était difficile après cela de conserver encore des doutes.

Le réflexe pharyngien est aboli et on peut titiller impunément la luette. Les réflexes rotuliens sont conservés et plutôt augmentés. Le réflexe plantaire est aboli du côté droit. Il existe une diminution notable du champ visuel du côté droit et du daltonisme de l'œil droit. Ainsi pour les couleurs rouge et jaune, la rétine lui donne une impression noire ; pour les couleurs vert et bleu une impression blanche.

L'acuité auditive est moindre à droite. L'odorat et le goût sont abolis également du côté droit et on peut répéter avec succès sur B.., les expériences que nous avons faites sur L... le malade de la première observation.

7 juin. Le malade délire toute l'après-midi. Il est très exalté, très agité. Il a à plusieurs reprises sous nos yeux des attaques frustes, consistant en petites secousses ne durant que quelques secondes, sans perte de connaissance, avec alternatives de rougeur et de pâleur du visage. Les jours suivants les hémoptysies se reproduisirent.

12 juin. Au dire des infirmiers, B... aurait eu une attaque pendant laquelle il aurait perdu connaissance. Mais il est impossible d'avoir des renseignements précis sur la nature et la durée de cette attaque.

13 juin. Les hémoptysies se sont reproduites avec plus d'intensité que les précédentes. B... présente des tics du visage, particulièrement des lèvres, des mouvements nerveux et involontaires des membres. Le matin à la visite, l'auscultation révèle dans la fosse sous-épineuse droite un petit foyer de râles sous-crépitants fins avec expiration soufflante ; mais ces signes disparaissent les jours suivants.

15 juin. Le malade s'est levé à huit heures du soir et s'est mis à se promener dans la salle en gesticulant jusqu'à minuit, déchirant sa chemise et ses habits. Lorsque le gardien lui demanda ce qu'il avait, il répondit : « C'est le sang qui me travaille ». Le lendemain matin il prétendit qu'il ne se rappelait rien. Mais nous l'avons dit, nous avions des raisons pour douter de la

sincérité de ce malade, et il se pourrait que tout cela ne fût qu'une scène de simulation.

Du 15 juin au 20 juillet, le malade s'est montré assez calme. Il avait des hémoptysies peu abondantes mais revenant tous les deux ou trois jours. Nous avons remarqué que ces hémoptysies coïncidaient le plus souvent avec les attaques du malade de la première observation qui se trouvait dans la même salle. Lorsque l'attaque se déclarait chez le premier, B... devenait inquiet, plein d'angoisse; il pâlissait, s'énervait; sa parole devenait brusque et saccadée comme ses gestes; et le plus souvent quelques heures après il se mettait à cracher le sang.

Un jour, j'ai essayé de l'endormir en lui faisant fixer un point brillant, la cuvette d'une montre en or; au bout de quelques secondes, il fit semblant de dormir. Mais je ne me suis pas laissé prendre à sa supercherie. Sans lui rien dire, je m'en allai; j'étais à peine arrivé à la porte de l'infirmerie, que B... se réveilla de lui-même, jugeant inutile de pousser plus loin cet essai de simulation qui ne lui avait point réussi.

Dans cette observation, l'hérodité nerveuse très chargée de B..., les inconséquences de sa vie, son caractère nerveux et irritable, le peu de consistance des lésions pulmonaires, la conservation d'un état général excellent, l'anesthésie tactile et sensorielle du côté droit et plus tard ces attaques avortées firent, dès le début, penser à l'hystérie; mais il y avait une cause d'erreur plus difficile à éviter : c'était la simulation. Nous nous sommes entouré d'assez de précautions, croyons-nous, pour qu'aucun doute ne puisse subsister dans notre esprit à cet égard. En outre, nous ne voyons pas bien quel intérêt B... avait ici à simuler : il n'espérait point obtenir sa grâce; il ne cherchait point à prolonger son séjour à l'infirmerie puisqu'il en est sorti presque malgré nous. Mais, nous dira-t-on, les hystériques mentent uniquement pour le plaisir de mentir et de tromper les gens. Alors il était donc hystérique. S'il a simulé quelquefois, comme dans la scène de magnétisme que nous avons décrite, nous ne voyons pas trop comment on pourrait simuler des hémoptysies aussi abondantes et aussi souvent répétées; quant à son anesthésie, nous avons rapporté par quels moyens nous l'avions contrôlée.

Néanmoins cette observation présente un point obscur. Nous avons dit que B... avait fait une première entrée à l'infirmerie pour des accidents que nous avions d'abord pris pour de la dothiénentérie. Mais l'élévation thermique fut faible; elle ne dura pas et elle ne présenta aucun des caractères qu'on rencontre dans la fièvre typhoïde. De plus, nous n'avions jamais constaté de taches rosées et les phénomènes généraux furent peu intenses. S'agissait-il là d'une dothiénentérie? cela est difficilement admissible. L'idée d'un embarras gastrique fut écartée dès le début et avec raison, croyons-nous. Alors ne pourrait-on point voir là une manifestation de l'hystérie? On a en effet décrit une fièvre hystérique ayant quelque analogie avec la dothiénentérie. B... aurait-il eu cette fièvre hystérique? Nous n'oserions pas l'affirmer catégoriquement, mais le fait est très possible.

Au mois de décembre 1887, nous avons encore observé à l'infirmerie centrale des prisons un malade qui nous intrigua beaucoup alors; nous sommes persuadé maintenant qu'il s'agissait d'un cas d'hystérie pulmonaire.

Voici un résumé de l'observation :

Observation III

V..., 35 ans, machiniste, né à Paris, arrive à la Santé le 5 décembre 1887, et demande à subir un examen médical, prétendant qu'il a été frappé par des agents dans une bagarre place du Châtelet, lors de l'élection du nouveau président de la République. Je constatai quelques ecchymoses légères sur les cuisses, les bras et principalement une ecchymose rouge, douloureuse, légèrement exulcérée, siégeant à la région lombaire, et très probablement produite par un coup de pied, comme il l'affirmait du reste.

Un examen attentif et minutieux me permit d'assurer qu'il n'existait point de fracture de côtes.

V... est un garçon à la figure intelligente, à l'œil vif; il s'exprime avec volubilité et exaltation. Un léger tremblement de mains accompagne sa mimique et indique un caractère nerveux et irritable. Il proteste contre son arrestation qu'il considère comme une injustice et une brutalité. Il sortait du Châtelet, dit-il, quand il aperçut un rassemblement sur la place; il s'avança simplement pour voir. Sans qu'il eût rien dit, sans qu'il eût crié ou manifesté en aucune façon, affirme-t-il, il fut bousculé, frappé et arrêté par des agents. La chose après tout est possible; cependant il a déjà subi une condamnation pour outrage aux agents.

V... ne put fournir de renseignements sur ses parents. Il assura qu'il n'avait jamais été malade, qu'il n'avait jamais fait d'excès de boisson, qu'il travaillait comme machiniste au Châtelet où il gagnait bien sa vie. Je rédigeai un certificat constatant les ecchymoses, et renvoyai V... dans sa cellule, toujours très irrité et très exalté.

Quelques jours après cette scène, V... était admis à l'infirmerie de la Santé dans le service de M. le Dr Petit. Il se disait très affaibli, attribuant le tout à la mauvaise nourriture et à son séjour en cellule. Il existait en effet un peu de parésie de tout le côté du corps avec diminution de la sensibilité du même côté. Au bout de trois jours, ces phénomènes avaient disparu et V... rentrait dans sa cellule.

Le 19 décembre au soir, il fut amené à l'infirmerie centrale : il avait une hémoptysie assez abondante. Je constatai alors du côté gauche un point excessivement douloureux. La moindre pression arrachait des cris au malade. La percussion et l'auscultation ne donnaient rien.

Dans la nuit le malade fut pris d'anhélation extrême ; il pensa plusieurs fois étouffer, nous dit-il. En même temps une hémoptysie abondante se produisit.

Il n'y avait pas d'élévation de la température.

Les urines ne contenaient ni sucre ni albumine.

Le 20 au matin le malade est en proie à une polypnée angoissante ; mais l'hémorrhagie s'est arrêtée. On fit avec la plus grande attention l'examen des organes thoraciques. La percussion et l'auscultation ne revélèrent aucun signe précis.

La gravité des symptômes fonctionnels nous fit porter le diagnostic probable de granulie. Au bout de deux jours et à notre grand étonnement, tous les phénomènes avaient disparu. Le malade mangeait avec grand appétit et ne se plaignait plus de rien. Huit jours après il quittait l'infirmerie complètement guéri et sans qu'il ait été possible de constater chez lui aucun signe pulmonaire digne d'être noté. Depuis V... a été mis en liberté et nous l'avons perdu de vue.

Cette observation a peut-être moins de valeur que les précédentes, parce que le malade a été observé moins longtemps. Néanmoins, cet état nerveux et exalté, cette poussée subite et passagère, ces hémoptysies formidables disparaissant sans laisser de traces, tout nous porte à croire qu'il s'agissait là d'un cas d'hystérie pulmonaire.

II

Ces faits, bien qu'exceptionnels, ne sont cependant pas uniques. Chez la femme, on en a publié déjà un certain nombre d'exemples ; mais chez l'homme ils sont beaucoup plus rares. Nous en trouvons d'abord une observation intéressante dans une communication faite par Debove à la Société médicale des hôpitaux dans la séance du 10 novembre 1882 et rapportée dans l'*Union médicale* de janvier 1883. (Debove : « Recherches sur l'hystérie fruste et sur la congestion pulmonaire hystérique ».) C'est l'histoire d'un issu d'hystérique qui eut, vers l'âge de 18 ans, des attaques avec hallucinations ressemblant assez à celles du malade de notre première observation. Il eut ensuite plusieurs hémoptysies et présenta, du côté de l'appareil pulmonaire, des lésions assez marquées pour que plusieurs médecins distingués et en particulier un professeur de la Faculté portassent le diagnostic de tuberculose avancée. M. Debove, qui examina le malade quelque temps après eux, constata une anesthésie complète du côté droit, mais « l'auscultation la plus attentive ne permit pas de constater l'existence d'aucune lésion pulmonaire ». Au bout de quelques semaines, le malade était complètement guéri.

Un cas assez analogue à celui de notre première observation a été publié par M. le Dr Camuset, médecin-adjoint à l'asile d'aliénés de Bonneval, dans les *Annales médico-psychologiques* de janvier 1882. Le même fait a été de nouveau publié par J. Voisin dans les *Archives de neurologie* de septembre 1885. Nous avons pu voir nous-mêmes, il y a quelque temps, ce malade à l'asile d'aliénés de Ville-Evrard, dans le service de M. Marandon de Montyel ou il se trouve actuellement. C'est un malheureux dégénéré qui a présenté plusieurs attaques de grand mal suivies plusieurs fois de paraplégie et de curieux dédoublements de la personnalité. Cet individu crache le sang d'une façon presque périodique et l'hémoptysie apparaît ordinairement à la fin de la crise. La moindre contrariété peut amener le retour de l'une ou de l'autre et cela presque comme le veut le malade.

Nous avons trouvé une troisième observation d'hystérie pulmonaire dans le journal de Lucas Championnière (tome LX, 5e cahier); mais dans ce cas les phénomènes sont beaucoup plus complexes. Entré à l'hôpital pour des hémoptysies suspectes, on découvrit chez le malade une intoxication saturnine ancienne avec une paralysie d'origine traumatique sans rapport avec cette intoxication malgré les apparences premières, une hémianesthésie d'origine hystérique dans laquelle le saturnisme ne jouait qu'un rôle peu important. On interrogea alors le malade sur ses antécédents et on ne tarda pas à être éclairé sur la nature de ses hémoptysies. Dans une leçon faite à l'hôpital Necker et publiée dans la *Gazette des hôpitaux* du 28 août 1888, M. Rendu est revenu sur ce fait curieux.

Dans l'ouvrage de Legrand du Saulle sur les hystériques (p. 542, obs. XCIX), on lit l'histoire d'un individu qui entra à l'hôpital pour des troubles gastriques et des crachements de sang, avec quelques signes pulmonaires et qu'on prit d'abord pour un tuberculeux. « Une franche attaque hystérique arrêtée par la compression du testicule gauche » vint mettre sur la voie du diagnostic.

Enfin, M. Roulin a communiqué, le 8 mai dernier, à la Société de médecine pratique le résumé d'une observation qu'il se propose de publier en détail. Il s'agit d'un jeune homme que des hémoptysies avaient fait croire tuberculeux; des accidents convulsifs et une guérison rapide et inespérée firent reconnaître l'hystérie (1).

(1) Voir également les communications de MM. Léon Petit, Huchard et Roussel, sur l'hystérie pulmonaire, à la même Société.

III

On a déjà étudié l'hystérie pulmonaire chez la femme, Tostivint en particulier dans sa thèse (*Contribution à l'étude de l'hystérie pulmonaire. Th. de Paris 1888*). Chez l'homme cette forme viscérale de la névrose n'a encore fait l'objet d'aucun travail spécial. Nous croyons qu'on peut déjà tirer des faits que nous venons d'énoncer un tableau synthétique de la maladie.

Au point de vue symptomatologique, on peut dire que le plus souvent ce sont les phénomènes hystériques viscéraux qui ouvrent la scène; ce n'est que plus tard qu'on observe les phénomènes convulsifs qui peuvent même manquer. Quelquefois, les signes pulmonaires prédominent; d'autres fois ce sont les signes névrosiques et l'hémoptysie n'est qu'un accident tout à fait secondaire.

Ordinairement l'hémoptysie se manifeste subitement, sans cause appréciable, quelquefois à la suite d'un traumatisme ou d'une émotion violente. Tel est le cas chez les malades de nos observations I et III; le premier avait reçu un coup de couteau, le second des coups de pied et avait été vivement ému par son arrestation.

Généralement les hémorrhagies sont plus abondantes que dans la tubercolose et il n'est pas rare de les voir se reproduire périodiquement. Chez certains malades elles apparaissent régulièrement à la fin de l'attaque; chez d'autres elles ont lieu pendant l'attaque comme chez le malade de notre observation I; chez d'autres enfin, elles ne se comportent pas autrement que les hémorrhagies des tuberculeux.

Tantôt le malade rend des crachats simplement teintés de sang ou franchement sanglants; tantôt il a de véritables vomiques qui rendent parfois difficile le diagnostic avec l'hématémèse; tantôt enfin, comme dans notre observation I, le sang est rendu pendant l'attaque dans une sorte de toux hoquetante, lancé et éclaboussé de tous les côtés. Le sang est généralementrouge, rutilant, plus rarement gelée de groseille.

La fréquence des hémorrhagies est plus ou moins variable: elles peuvent revenir tous les jours, toutes les semaines, tous les mois, et cela plus ou moins régulièrement.

Dans la plupart des cas, l'expectoration fait défaut. La toux, si elle existe, est sèche, quinteuse et revient par accès périodiques: c'est la toux hystérique, bien connue déjà. On peut à la percussion des poumons trouver de la submatité; à l'auscultation, des râles, de la faiblesse ou de la rudesse du murmure viciculaire; mais ce qui caractérise ces signes et les différencie des signes analogues que l'on rencontre chez les tuberculeux, c'est leur fugacité et leur extrême variabilité. Du jour au lendemain ils peuvent disparaître ou changer de place. Souvent le soir on peut retrouver à gauche la submatité ou les râles que le matin on avait constatés à droite. Enfin Debove fait remarquer que si l'on observe des signes pulmonaires un peu marqués, ils sont presque toujours localisés du côté de l hémianesthésie. La dyspnée est peu fréquente; il s'agitplutôt comme dans nos observations II et III et dans celle de J. Voisin de polypnée; il y a simplement accélération du rythme, sans trouble de l'hématose; aussi est-il très rare d'observerde la cyanose.

Il reste deux signes d'une grande importance clinique: les points douloureux et les symptômes généraux. Les points d'hypéresthésie se rencontrent surtout dans la région intercostale, dans les fosses sus et sous-claviculaires, sus et sous-épineuses. La douleur est excessive et la moindre pression, le moindre frôlement arrachent des cris au malade.

Il n'y a pour ainsi dire jamais d'élévation thermique.

Malgré l'abondance des hémorrhagies, malgré les sueurs nocturnes que l'on rencontre dans quelques cas, le malade maigrit peu et son état général se modifie à peine.

Tous ces symptômes peuvent persister plus ou moins longtemps, des mois et même des années. Puis tout à coup sans cause appréciable, tout s'évanouit, le malade que souvent on considérait comme tuberculeux, recouvre subitement la santé.

Le diagnostic entre l'hystérie pulmonaire et la tuberculose peut dans quelques cas être très facile. Lorsque les attaques convulsives précèdent ou accompagnent les hémoptysies comme dans notre observation I, il ne saurait y avoir de doute ; mais il est d'autres cas où l'erreur est facile et elle a été commise plusieurs fois. On comprendra les conséquences que peuvent entraîner ces erreurs au point de vue du pronostic et du traitement. Mais comment les éviter ? L'interrogatoire du malade au point de vue de son hérédité nerveuse, de ses antécédents personnels, la fugacité des signes thoraciques à la percussion et à l'auscultation, l'abondance et souvent la périodicité des hémoptysies, l'état général, l'absence de fièvre le soir, l'examen microscopique des crachats où l'on ne rencontre ni bacilles ni fibres élastiques, enfin la découverte sur le malade de stigmates hystériques feront naturellement penser à la grande névrose.

Le diagnostic entre l'hystérie pulmonaire et l'hystérie gastrique est beaucoup plus délicat. Il est souvent difficile de dire si le malade crache ou vomit le sang. En somme cela revient à établir le diagnostic entre une hémoptysie et une hématémèse hystérique, ce qui a beaucoup moins d'importance au point de vue du pronostic et du traitement.

Enfin le diagnostic présente encore deux points importants sur lesquels Tostivint a particulièrement insisté dans sa thèse. Parce qu'un hystérique a des hémoptysies, il ne s'en suit pas que ces hémoptysies soient d'origine nerveuse. L'hystérie n'exclut pas la phthisie. Alors les signes locaux seront dans ce cas moins mobiles, plus accentués, l'influence du traitement se manifestera et l'on n'aura même pas à songer à l'hystérie pulmonaire.

Le second point est la production chez les tuberculeux de phénomènes simulant l'hystérie. « Il y a la pseudo-hystérie des phthisiques comme il y a la pseudo-phthisie des hystériques. Ici point de règles précises à donner ; c'est le tact du médecin qui, dans l'ordre d'arrangement et de succession des symptômes saura démêler la subordination d'un signe par rapport à un autre, et reconnaître ici l'hystérie, là une diathèse tuberculeuse. » (Tostivint.)

Le mode de production ou plutôt le mécanisme de l'hémoptysie dans l'hystérie est une question plus délicate, très discutable et très discutée.

La plupart des auteurs ayant envisagé l'hystérie pulmonaire surtout chez la femme, beaucoup ont considéré l'hémorrhagie comme une suppléance du molimen menstruel. Or, même chez la femme, cette théorie ne saurait expliquer toutes les hémorrhagies.

Magnus Hus (*Arch. gén. méd.*, août 1857, p. 165) rapporte l'histoire d'une hystérique qui avait fréquemment en dehors de l'époque menstruelle, et à la suite d'une émotion un peu violente, des hémorrhagies par la bouche, le cuir chevelu et l'oreille gauche. Parrot cite également une jeune hystérique qui, à la suite d'un violent chagrin, eut des larmes et des sueurs de sang.

Lordat rapporte aussi qu'une femme de mauvaise vie, très irascible, se voyant arrêtée par la police, entra dans une colère violente et eut à la suite une hémorrhagie par le nez et la bouche, et une éruption de taches purpuriques sur le corps. Ferran, dans sa thèse (Paris, 1874, p. 39), parle encore d'une jeune fille chez qui les émotions suffisaient pour amener des hématémèses.

Enfin Rathery (*Union médicale* 1880 nº 32) cite un fait du même genre. Chez sa malade, « l'apparition des hématémèses ne présente point de rapport avec les époques menstruelles, mais les contrariétés, les émotions en provoquent presque invariablement le retour. Alors la malade tombe dix, quinze, vingt fois dans une seule journée ».

Evidemment, dans tous ces cas, l'hémorrhagie ne dépend point du molimen menstruel. Brown-Séquard faisait cette remarque que l'hémorrhagie se produit souvent pendant l'attaque, alors que l'excitation du bulbe et de la moelle est à son maximum, et il considère que l'hémorrhagie a pour point de départ un spasme vasculaire. Cette idée peut être applicable à certains cas : tel est, par exemple, le malade de notre observation I chez qui l'hémorrhagie se produit alors que l'excitation neuromusculaire est à son comble.

Vulpian pense qu'il serait plus légitime de les rapporter à une paralysie survenant à la période de réaction, moment où, à la suite d'une excitation plus ou moins intense et prolongée, il y a affaiblissement du pouvoir excito-moteur de la moelle, l'activité des centres qui réagissent sur le tonus des vaisseaux étant suspendue. Le plus souvent, il est vrai, ces troubles de la contractilité vasculaire ne produisent que des hyperhémies ou des anémies locales (alternatives de rougeur et de pâleur du visage, tendance au refroidissement des pieds et des mains, phénomène du doigt mort, etc...). Mais on comprend facilement comment, en supposant un degré de plus dans l'excitation ou même dans la paralysie vasculaire, ils pourraient aboutir à de véritables hémorrhagies.

Quant à la détermination locale, il est évident qu'elle trouvera des conditions favorables dans la richesse du double réseau vasculaire et nerveux du poumon, dans les relations qui l'unissent à l'agent d'impulsion du sang, enfin dans la minceur et la fragilité de la couche endothéliale qui double les vaisseaux capillaires. Une cause adjuvante pourra encore être invoquée dans quelques cas : un traumatisme, une maladie quelconque de l'organe, en un mot tout ce qui peut diminuer sa force de résistance. Ainsi, chez le malade de notre observation I, le coup de couteau qu'il a reçu dans le poumon droit a très probablement été la cause occasionnelle des hémoptysies qui en effet ne se sont montrées que dans les attaques ultérieures.

Du traitement nous ne dirons qu'un mot : c'est que l'arsenal thérapeutique ordinaire, ergotine, glace, astringents, etc., est absolument impuissant contre les hémoptysies hystériques. Il faut avant tout traiter la névrose, et nous croyons qu'on pourrait, dans quelques cas, retirer de précieux avantages des pratiques de l'hypnotisme.

BIBLIOTHÈQUE NATIONALE R.F. IMPRIMÉS

Paris. — Imprimerie ALCAN-LÉVY, 24, rue Chauchat.

277

www.ingramcontent.com/pod-product-compliance
Ingram Content Group UK Ltd.
Pitfield, Milton Keynes, MK11 3LW, UK
UKHW020439220726
13923UKWH00005B/2226